Hans-Christian Solka

Fingergymnastik

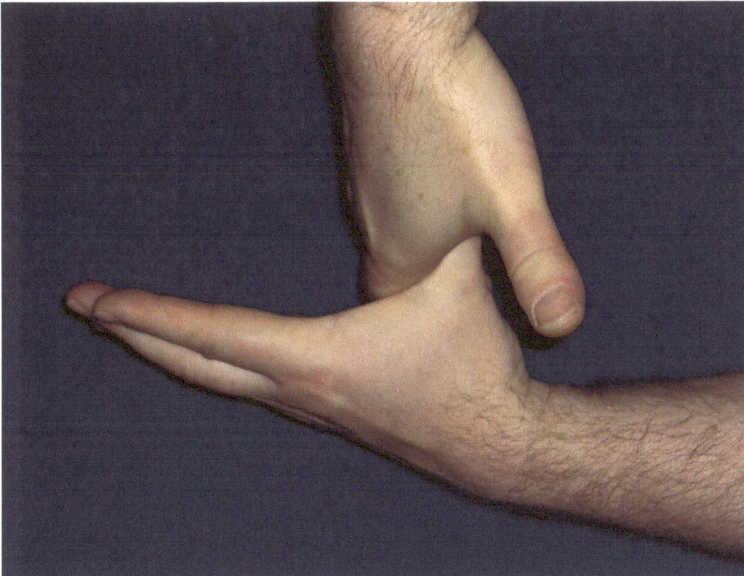

System von Übungen zur
Verbesserung der Geschmeidigkeit
der Finger

Eigenverlag Magdeburg
2011

First Edition 2011
Version 1.00; Juli 2011
Als eBook erschien "Fingergymnastik" bereits 2008 bei Lybrary.com.

Editor: Eigenverlag Magdeburg
Layout: Hans-Christian Solka
Cover Design: Hans-Christian Solka
All Photos by Hans-Christian Solka, Magdeburg
ISBN: 978-1-4477-5474-9

www.ebookstore.de.ki
Feedback requested: ozmd@solka.de

Inhalt

Mein herzlicher Dank gilt meiner Tochter Anne, die mich mit Rat und Tat bei der Herstellung dieses Buches unterstützte.

1. Für wen ist die Fingergymnastik gedacht?

GEEIGNETE GYMNASTISCHE ÜBUNGEN zum Training der Geschmeidigkeit und Geschicklichkeit von Fingern und Händen sind für Künstler schwer zu finden.

Das hier vorgestellte System von Übungen zur Verbesserung der Geschmeidigkeit der Hände basiert auf Übungseinheiten, die von Alexei Sergienya Anfang des 21. Jahrhunderts entwickelt wurden*.

Das Übungssystem war ursprünglich nur für Künstler und Artisten gedacht, deren Hände und Finger extrem belastet und gefordert werden.

Alexei Sergienyas Übungen werden jedoch auch gern von Leuten, die am Computer arbeiten, genutzt. Den ganzen Tag auf der Tastatur „herumzuklimpern", beansprucht schließlich sehr stark die Finger.

Auch Senioren, Musiker, Kletterer und Gamer berichteten, dass sie diese Übungen benutzen.

Es ist ausreichend, morgens 3 bis 5 Minuten lang einige der recht einfachen Übungen zu absolvieren. Danach sind die Finger den ganzen Tag buchstäblich „agil".

Die Übungen sollten in den eigenen Tagesablauf eingefügt werden. Es muss kein striktes Trainingsprogramm ausgearbeitet werden, das man dann auf Dauer wegen Zeitmangel nicht durchhält. Aber man kann immer

---

* Beschrieben und modifiziert mit freundlicher Erlaubnis von Alexei Sergienya.

die Übungen in scheinbaren Ruhephasen durchführen, z.B. am Abend vor dem Fernseher, vor dem Aufstehen oder vor dem Einschlafen, im Bus und bei ähnlichen Gelegenheiten.

Ein eigenes Trainingsprogramm kann man sich aus den vorgestellten vier Übungskomplexen Erwärmung, Biegsamkeit, Dehnen und Strecken zusammenstellen. Bei regelmäßigem Training wird man schnell feststellen, wie kräftig und beweglich die Finger werden.

Die tägliche Anwendung der Fingergymnastik lässt die Ermüdung der Finger schnell verschwinden.

Generell sind die Übungen für Personen gedacht, die über Probleme mit der Geschmeidigkeit ihrer Finger klagen. Insbesondere Künstler und Artisten können die Fingergymnastik auch zum „Aufwärmen" kurz vor dem Auftritt nutzen.

ഇ

Wichtig!

Die Übungen sind **nur für gesunde** (nicht aber für geschwollene oder schmerzende) **Gelenke** geeignet!

Konsultieren Sie im Bedarfsfall einen Arzt!

Üben Sie nur, solange keine Schmerzen entstehen. Führen Sie die Übungen mit Augenmaß durch und brechen Sie bei Schmerzen sofort ab!

Die **Durchführung** der Übungen zur Fingergymnastik erfolgt **auf eigene Gefahr**!

2. Trainingssystem nach Alexei Sergienya

ALEXEI SERGIENYA WURDE in Minsk in Weißrussland geboren. Er studierte ursprünglich Ingenieurwissenschaften. Doch noch mehr als die Technik faszinierte ihn XCM - Extreme Card Manipulation. Das ist die Kunst des Jonglierens mit Spielkarten.

Alexei Sergienya wurde als Handfertigkeitskünstler ein erfolgreicher Profi und spezialisierte sich auf Ziergriffe mit Spielkarten. Alexei Sergienya gastiert seitdem international mit verschiedenen Manipulationsdarbietungen. Im Jahr 2006 gewann er überlegenen die Internationalen XCM-Meisterschaften „Golden Hands 2006".

Bei seiner Beschäftigung mit der Manipulation von Spielkarten stieß Alexei Sergienya auf ein Problem. Seine Finger waren anfangs nicht ausreichend geschmeidig und biegsam.

Es gibt viel Material zur Technik von Manipulationen und zu Ziergriffen mit Spielkarten. Aber geeignete gymnastische Übungen für das Training der Finger und Hände von Künstlern und Artisten waren bedauerlicherweise nicht zu finden. Übungen für andere Zielgruppen konnten nicht direkt übernommen werden oder mussten modifiziert werden.

Alexei Sergienya befragte Künstler und Artisten und konsultierte manuelle Therapeuten. Er entwickelte schließlich sein eigenes System von Übungen zur Verbesserung der Geschmeidigkeit der Finger.

Dr. Solka lernte Alexeis Sergienya 2004 bei einem Gedankenaustausch zur Fingergymnastik kennen. Alexeis Sergienyas Übungen der Fingergymnastik wurden durch Dr. Solka behutsam für die deutschen Nutzer ergänzt und modifiziert.

Ideal wäre die Fingergymnastik zur Überwindung der Fingersteifigkeit im warmen Wasserbad oder in warmen Sand, Fango oder Rapssamen. Jedoch ist die Wärme nicht bei schmerzenden oder gar entzündeten Händen hilfreich. Alle Übungen sind nur für gesunde Gelenke gedacht!

Führen Sie die Übungen am Anfang langsam durch und steigern Sie dann behutsam deren Geschwindigkeit! Es ist völlig ausreichend, morgens nur wenige Minuten lang einige der recht einfachen Übungen zu absolvieren. Danach sind die Finger den ganzen Tag in Form.

Man kann sich sein eigenes Trainingsprogramm aus den vorgestellten vier Übungsgruppen Erwärmung, Biegsamkeit, Dehnen und Strecken zusammenstellen.

Für eine ergänzende Bewegung zwischendurch könnte ein mitgeführter Gel- oder Knetball zum sanften Drücken und Rollen sorgen. Ein Igelball würde für eine verbesserte Sensibilisierung von Fingern und Händen sorgen.

അ

3. Pflege der Hände

BEGLEITEND ZUM ÜBUNGSPROGRAMM wird empfohlen, viel Zeit der Pflege der Hände zu widmen. Das kann man mit einfachen Hausmitteln erreichen.

Ganz gleich wo und wann, das eigene Auftreten wird durch gepflegte Hände und Fingernägel unterstützt. Der erste Eindruck einer Person ist sehr wichtig. Oft wird anhand der Hände entschieden, ob man eine Person sympathisch findet oder nicht. Die Hände kann man nicht verstecken, sie sind ständig zu sehen.

Der häufige (und notwendige) Gebrauch von Wasser und Seife lässt die Haut der Hände schnell spröde und/oder rissig aussehen. Das schützende Fett wird ausgewaschen. Die Nägel werden trocken und brechen leicht. Deshalb sollte man für die Reinigung der Hände (nach Beratung) eine flüssige Seife verwenden. Die Hände sollten nach dem Waschen immer gut abgetrocknet werden!

Für saubere Hände unterwegs gibt es Reinigungsgele, die eine schonende Handwäsche ohne Wasser und Seife ermöglichen. Durch ihre leicht antiseptische Wirkung halten Reinigungsgele die Hände pflegend auch ohne Wasser sauber und frisch.

Da die Hände ständig Hitze, Kälte, Wasser und der UV-Strahlung sowie vielen chemischen Substanzen ausgesetzt sind, altern die Hände bei vernachlässigter Pflege bei vielen Menschen schneller als die Haut im Gesicht.

Zur Vorbeugung sollten die Hände regelmäßig dünn mit Pflegeprodukten eingekremt werden. Ihre Apotheke berät Sie sicher kompetent.

Das Einkremen der Haut des Handrückens wird besonders empfohlen, da der Handrücken zur Trockenheit neigt. Er besitzt oft nur einen dünnen Schutzfilm, da die wenigen Schweiß- und Talgdrüsen zumeist nicht für ausreichende Feuchtigkeit sorgen können.

Gönnen Sie Ihren Nägeln einmal wöchentlich ein Bad im lauwarmen Olivenöl und massieren Sie die Ölreste ein. Ideal wäre ein Einwirken über Nacht. Dazu kann man als Schutz Handschuhe aus der Apotheke tragen.

Um die Nagelhaut geschmeidig zu halten, gibt es Spezialcremes. Einen gesunden Glanz verleihen Sie Ihren Nägeln, indem Sie sie regelmäßig mit einem Nagelpolierer bearbeiten und mit etwas Zitronensaft abreiben.

Ergänzend zu den kosmetischen Maßnahmen sollte man seine Nägel prüfen lassen. Rissige und spröde Nägel künden möglicherweise von einem Mangel an Vitaminen, Mineralien und Spurenelementen.

Deshalb ist eine gute Pflege der Hände ohne begleitende Überprüfung des Ernährungsverhaltens wirkungslos. Damen und „mutige" Herren können sich in einem Nagelstudio zum Einsatz von geeigneten Nagelhärtern und Nagellack beraten lassen.

Zur Vorbereitung der Übungen nach Sergienya wird für die Pflege der Hände eine Massage mit einer Mixtur aus je einem Teil Seifenflocken, Streuzucker und Olivenöl oder mit einer geeigneten Hautcreme empfohlen. Man erhält sehr weiche Hände.

Einige Künstler benötigen für ihre Darbietung extrem griffige Hände. Griffige Hände erhält man durch eine Massage mit Glyzerin (eventuell etwas Sorbitol zugeben). Glyzerin ist in der Apotheke erhältlich.

Zum Portionieren sollte man es einfach in ein altes leeres Augentropfenfläschchen geben. 1 bis 2 Tropfen Glyzerin auf die Hände genügen vollkommen.

Eine weitere Möglichkeit, den Griff der Hände zu verbessern, sind spezielle Pasten (z.B. die sogenannten Fingeranfeuchter „Sortex" von Citius oder „Fingertip" von Citius bzw. Tipp-Ex) aus dem Papierhandel für griffiges Zählen, Sortieren, Ordnen.

Diese Pasten kleben und fetten nicht. Sie sind hygienisch und antibakteriell. Zur Anwendung muss man die Pasten auf den Fingerspitzen verreiben.

Bei der Vorbereitung von Auftritten in kalten Räumlichkeiten helfen Taschenwärmer oder ein Muff, um die Hände auf Betriebstemperatur zu halten.

Ein Taschenwärmer ist ein kleiner Plastikbeutel mit einem Spezialgel. Das Gel erstarrt nach Druck auf ein kleines Metallplättchen und wärmt rund eine Stunde lang.

Ihre Hände sind ein wichtiges lebenslanges Werkzeug. Pflegen und schätzen Sie sie! Mit gepflegten Händen fühlen Sie sich besser. Gönnen Sie sich ein Quäntchen zusätzliche Lebensqualität.

ℰℴ

„Wer sich nicht bewegt, wird nichts bewegen."
Kardinal Joachim Meisner

Sie haben es selbst in der Hand, Ihre
Fingergelenke mit geringem Aufwand zu
lockern.
Führen Sie täglich einfache Übungen durch,
die Ihre Hände beweglich halten.

Üben Sie täglich!

Fangen Sie noch heute mit dem Training an!

4. So üben Sie richtig

- DIE ÜBUNGEN SIND nur für gesunde Personen gedacht. Konsultieren Sie im Bedarfsfall Ihren Arzt.

- Trainieren Sie jeden Tag. Trainieren Sie täglich drei bis fünf Minuten. Nutzen Sie Ruhepausen zum Training.

- Wiederholen Sie jede Übung mit Ihrer rechten und Ihrer linken Hand.

- Die Reihenfolge der Übungen in den Übungs-komplexen ist beliebig.

- Sie müssen nicht täglich alle Übungen machen. Stellen Sie sich Ihr eigenes Programm aus den Übungskomplexen zusammen.

- Es kommt beim Üben nicht auf Schnelligkeit an. Wählen Sie ein Tempo, das Ihnen angenehm ist. Machen Sie zwischendurch Pausen.

- Üben Sie nur, solange keine Schmerzen auftreten.

- Schütteln Sie zwischen den einzelnen Übungen zum Auflockern die Hände aus.

- Pflegen Sie Ihre Hände!

- Suchen Sie die positiven Momente im Leben und genießen Sie diese bewusst!

5. Trainingssystem der Finger-gymnastik

I. Erwärmung

Übung 1 – die Acht

VERSCHRÄNKEN SIE DIE Finger ineinander, Hand-fläche an Handfläche (Bild 1).

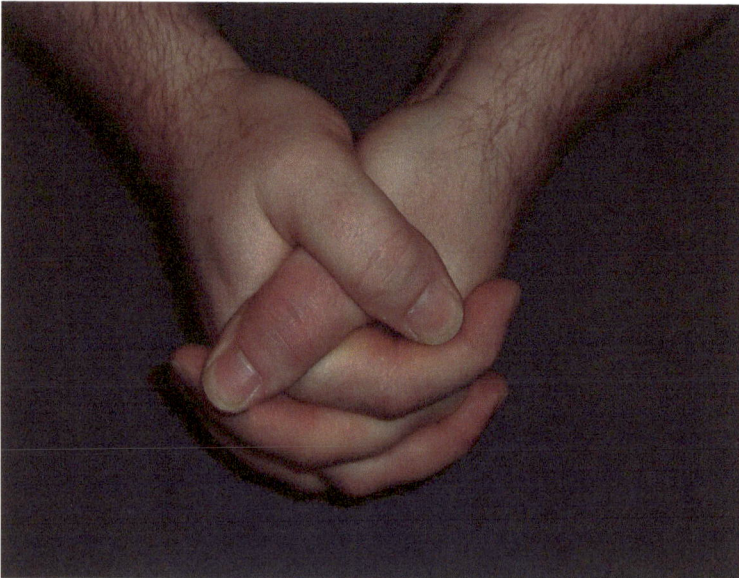

Bild 1

➔

Reiben Sie die Hände an den Handflächen so gegeneinander, dass sie jeweils eine Acht in der vertikalen Ebene beschreiben (Bild 2). Der Daumen einer Hand schreibt scheinbar eine Acht auf die Handfläche der anderen Hand.

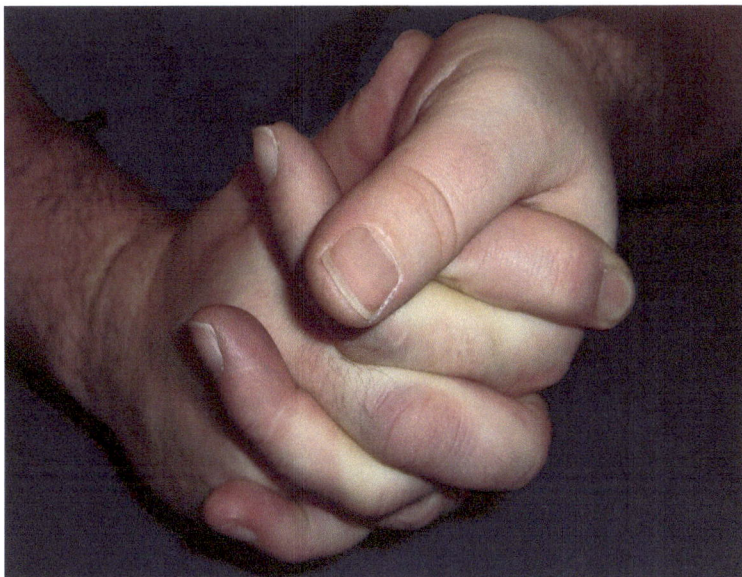

Bild 2

Führen Sie die Übung 15 Sekunden lang durch und wechseln Sie danach die Drehrichtung.

Pressen Sie die Handflächen kräftig gegeneinander und spüren Sie die aufsteigende Wärme in den Fingern!

ഇ

Übung 2 – der lange Gähner

VERSCHRÄNKEN SIE DIE Finger beider Hände vor dem Bauch (Bild 1).

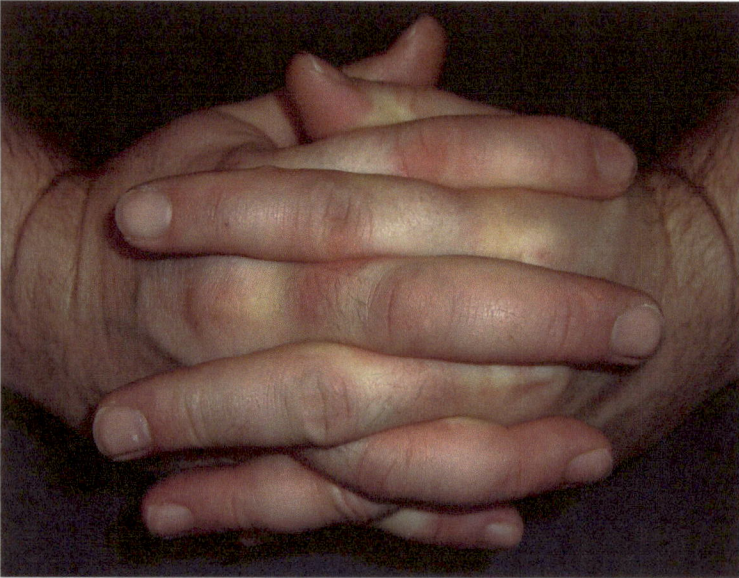

Bild 1

Strecken Sie die Arme aus und biegen Sie die ineinander verschränkten Finger mehrfach kräftig durch (Bild 2).

➔

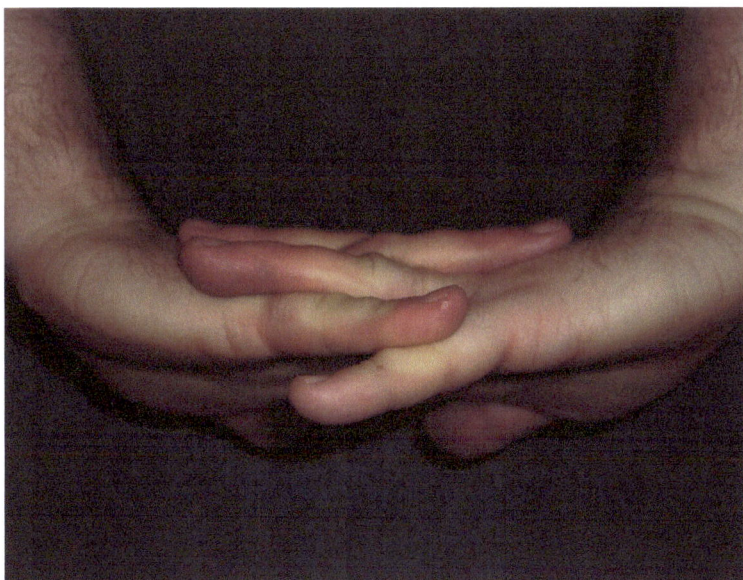

Bild 2

Um noch mehr Entspannung zu erzielen, können Sie dabei kräftig gähnen. 15 Wiederholungen sind ideal.

ജ

Übung 3 – der Handschuh

ERGREIFEN SIE MIT Zeigefinger, Daumen und Mittelfinger einer Hand nacheinander einzeln die Finger der anderen Hand. Begonnen wird die Übung mit dem kleinen Finger (Bild 1).

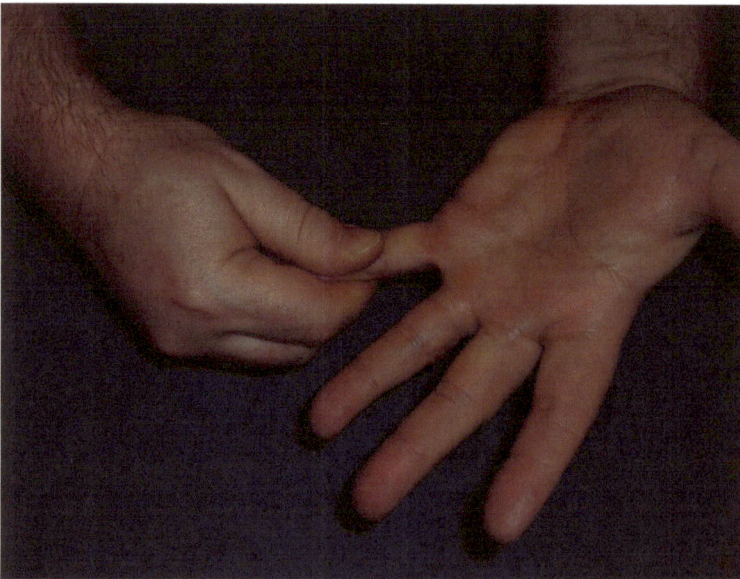

Bild 1

Drehen Sie den ergriffenen Finger vorsichtig im Gelenk nach links und rechts (Bild 2) und ziehen sie solange am Finger als ob Sie einen Handschuh ausziehen, bis Sie an das Ende des Fingers geglitten sind.

➔

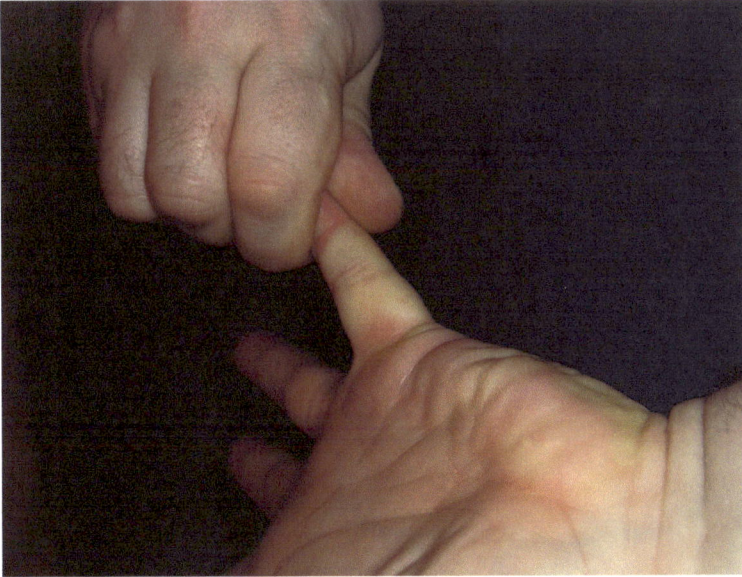

Bild 2

Wiederholen Sie diese Übung dreimal mit jedem einzelnen Finger beider Hände.

Manches spricht dafür, dass diese Übung die Finger
verlängern könnte. Übertreiben Sie es deshalb nicht, da Sie
dann die Handschuhe nicht mehr über Ihre „Pranken"
bekommen.

ଓ

Übung 4 – der Tanz der Finger

LEGEN SIE DIE Handflächen aneinander. Verschränken Sie die Zeigefinger so, dass sich der linke Zeigefinger zwischen Zeige- und Mittelfinger der rechten Hand und sich der rechte Zeigefinger zwischen Zeigefinger und Daumen der linken Hand befindet (Bild 1).

Biegen und strecken sie beide Zeigefinger zweimal.

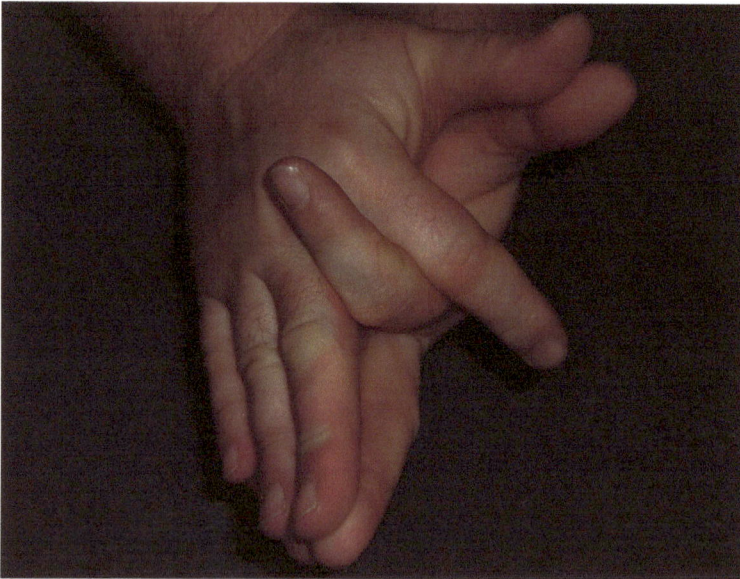

Bild 1

Strecken Sie beide Zeigefinger aus und verschränken Sie beide Finger erneut. Dabei vertauschen sie jedoch ihre Lage.

➔

Nun befinden sich der rechte Zeigefinger zwischen Zeige- und Mittelfinger der linken Hand und der linke Zeigefinger zwischen Zeigefinger und Daumen der rechten Hand (Bild 2).

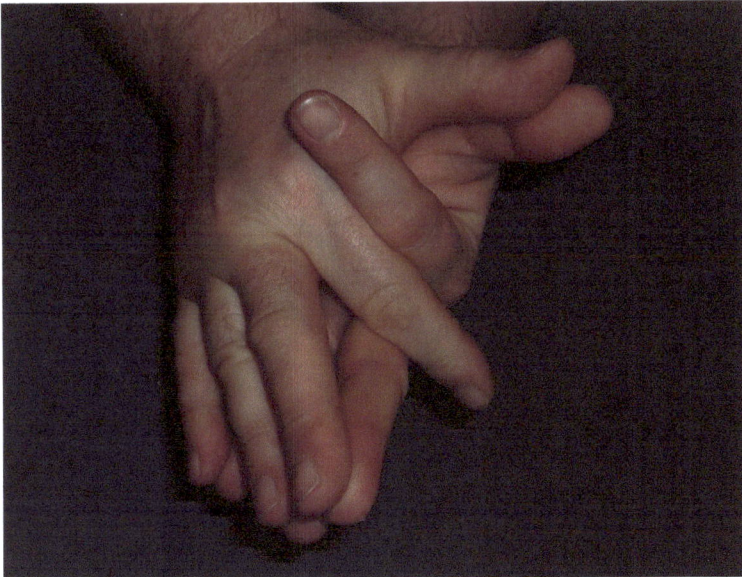

Bild 2

Wiederholen Sie diese Übung mit jedem der vier Fingerpaare. Die unbeteiligten Fingerpaare bleiben gestreckt und gegeneinander gepresst.

Nach einiger Zeit können Sie die Geschwindigkeit der Übung steigern. Wiederholen Sie die Übung jeweils dreimal.

ༀ

Übung 5 – das Waschen der Hände

KLATSCHEN SIE IN die Hände. Zunächst ist dabei der linke Daumen Ihrem Körper am nächsten. (Bild 1, bei Rechtshändern ist natürlich alles umgekehrt).

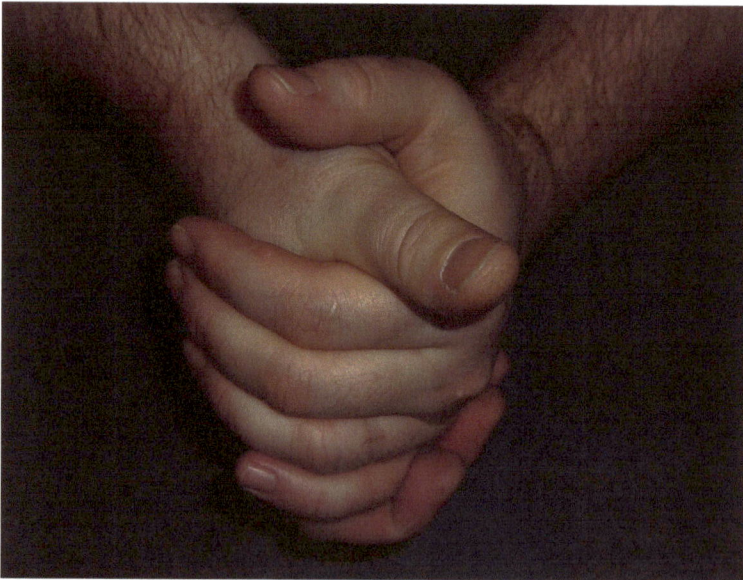

Bild 1

Streifen Sie wie beim Händewaschen mit der Handfläche der linken Hand über die andere Handfläche und danach über den rechten Daumen.

➔

Abschließend streift die Handfläche der rechten Hand über die Rückseite der linken Hand.

Umfassen Sie nun mit der rechten Hand die ausgestreckte linke Hand von unten (Bild 2).

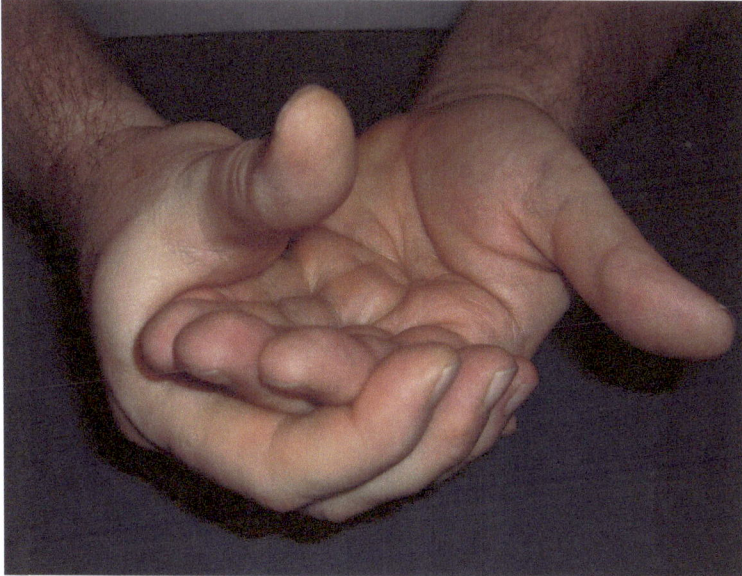

Bild 2

→

Pressen Sie die rechte Hand mit maximaler Kraft so zusammen, als ob Sie die linke Hand zerquetschen wollen (Bild 3).

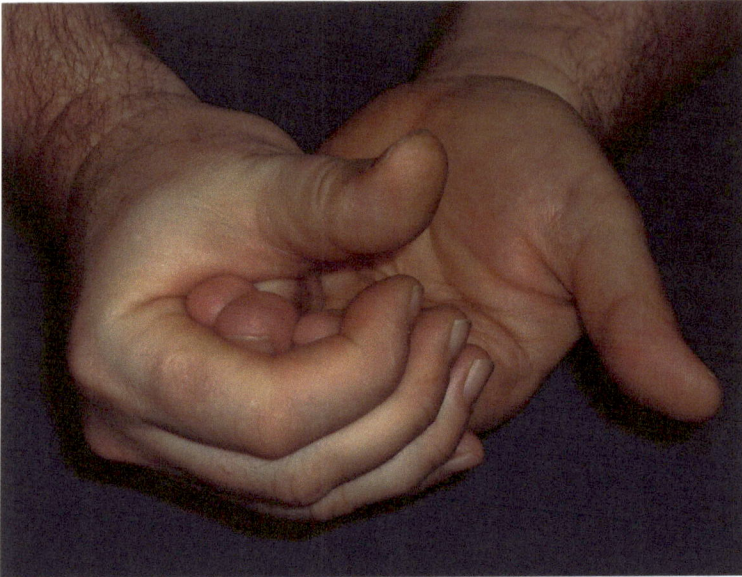

Bild 3

Wiederholen Sie die das Händewaschen fünfmal. Wechseln Sie die Hände und wiederholen Sie die Übung fünfmal mit der anderen Hand.

સ૦

Weitere Übungsvorschläge

Fäuste ballen

BALLEN SIE ABWECHSELND beide Hände zur Faust und öffnen Sie sie schnell.

Kreisen der Hände

LASSEN SIE ERSt die linke und danach die rechte Hand um das Handgelenk kreisen. Beginnen Sie mit dem Kreisen im Uhrzeigersinn und kreisen sie dann entgegengesetzt.

Ausschütteln der Hände

WINKEN SIE ENTSPANNt und locker erst mit der linken und dann mit der rechten Hand aus dem Handgelenk.

ॐ

II.   Biegsamkeit

Übung 1 – der ausgetupfte Pinsel

LEGEN SIE DIE Fingerkuppen der rechten Hand gegen die Handfläche der linken Hand (Bild 1).

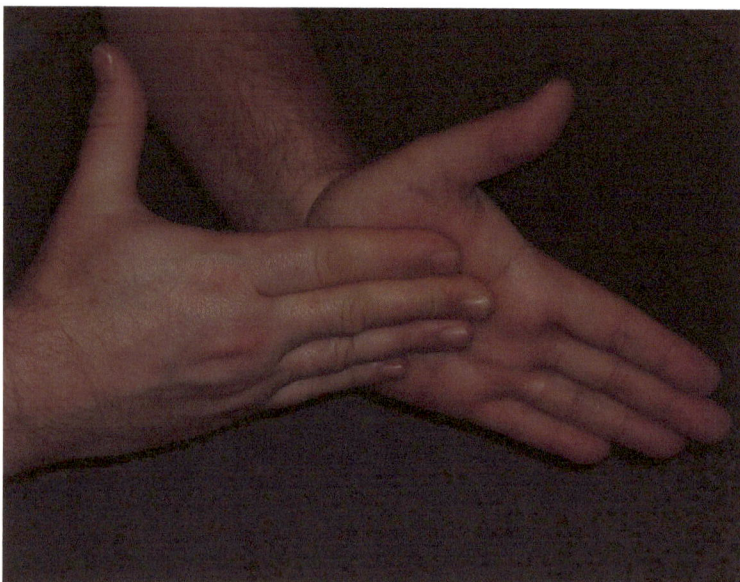

Bild 1

Pressen Sie mit der linken Hand beständig gegen die Finger der rechten Hand.

→

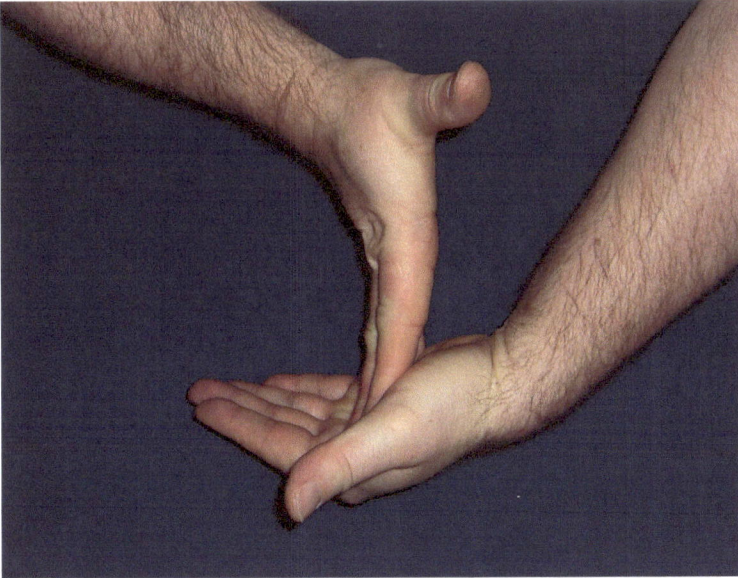

Bild 2

Dabei leisten Sie mit der rechten Hand so kräftig Widerstand, dass deren Finger nicht völlig durchgebogen werden (Bild 2).

Wiederholen Sie diese Übung abwechselnd mit beiden Händen fünfmal.

ॐ

Übung 2 – der Pumpenschwengel

UMGREIFEN SIE MIT den zur Faust geballten Fingern einer Hand den Daumen der anderen Hand (Bild 1). Beide Daumen weisen dabei in entgegen gesetzte Richtungen.

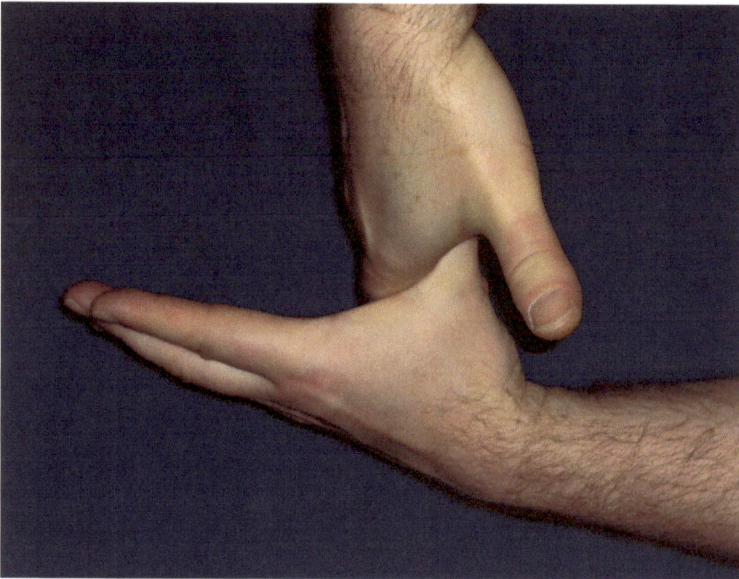

Bild 1

Biegen Sie den Daumen soweit es geht, kräftig - jedoch weich und schmerzfrei - gegen das Handgelenk (Bild 2).

➔

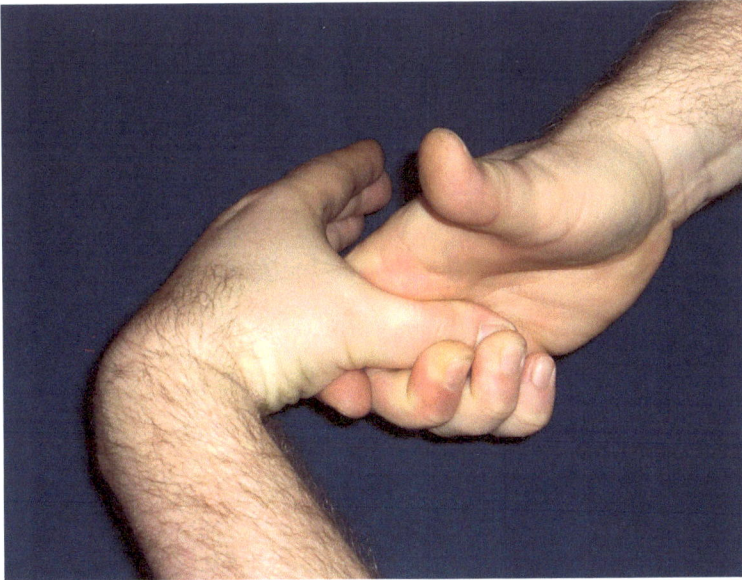

Bild 2

Führen Sie die Übung dreimal mit beiden Daumen durch.

ဆ

Übung 3 – der Bohrhammer

LEGEN SIE JEDEN Finger der rechten Hand nacheinander auf die Handfläche der linken Hand. Beginnen Sie dabei mit dem kleinen Finger.

Pressen Sie den Finger der rechten Hand fest gegen die Handfläche der linken Hand, während Sie bis Zehn zählen. Danach verringern Sie für 5 Sekunden den Druck so, dass der Finger nur leicht durchgebogen wird (Bild 1).

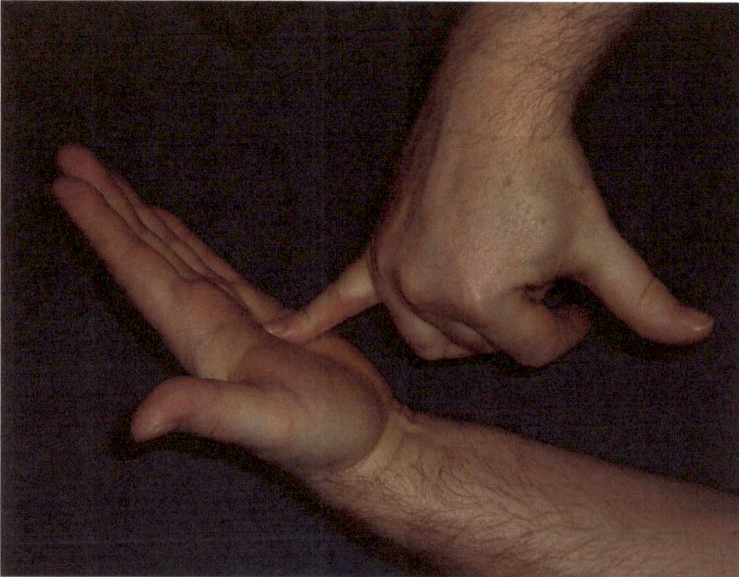

Bild 1

Zählen Sie erneut bis Zehn und pressen Sie dabei den Finger mit voller Kraft so gegen die Handfläche, bis er nicht weiter durchgebogen werden kann. Führen Sie die Übung mit jedem Finger beider Hände einmal durch.

ଛ

Weitere Übungsvorschläge

Falten und Ausschütteln

VERSCHRÄNKEN SIE DIE Finger beider Hände und strecken Sie langsam beide Arme nach vorn. Erhöhen Sie den Druck und wechseln Sie die Position der Handinnenflächen. Sie zeigen abwechselnd nach innen zum Körper und nach außen vom Körper weg.

Fingerklopfer

LEGEN SIE DIE Finger beider Hände auf eine Oberfläche als ob Sie Klavier spielen würden. Klopfen Sie einzeln mit jedem Finger mehrfach sehr fest auf die Oberfläche. Wechseln dabei Sie die Finger beider Hände vom kleinen Finger hin zu den Daumen. Die unbeteiligten Finger müssen dabei ruhig gehalten werden!

ℰꝋ

III.   Strecken

Übung 1 – die Kralle

STRECKEN SIE DIE Finger beider Hände nach vorn in der Luft aus (Bild 1).

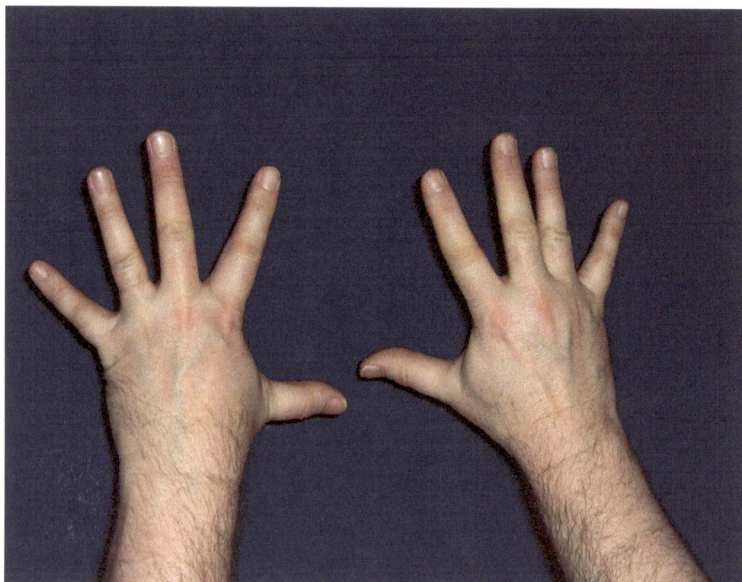

Bild 1

Pressen Sie die Finger schnell und kräftig zu einer lockeren Faust – einer Art „Katzenkralle" - zusammen (Bild 2).

➡

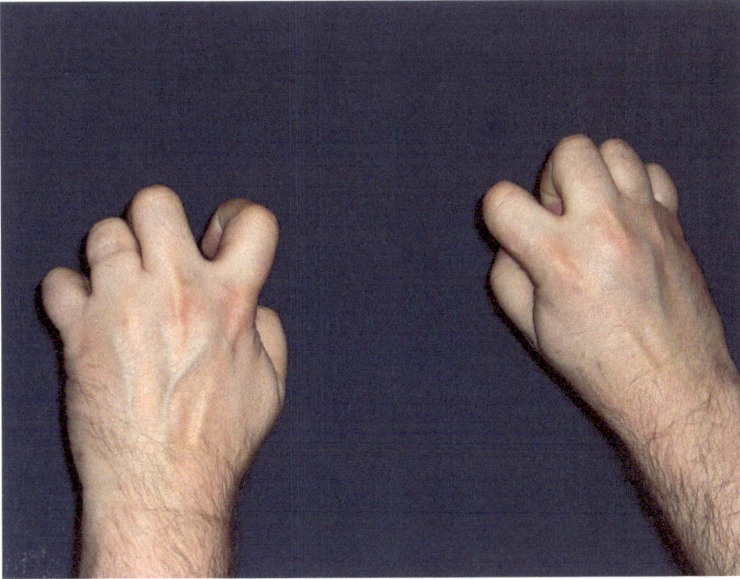

Bild 2

Halten Sie die Fäuste eine Sekunde lang und ent-
spannen Sie danach schnell die Finger. Wiederholen Sie
die Übung zehnmal.

വ

Übung 2 – das Gebet

LEGEN SIE DIE Handflächen gegeneinander (Bild 1).

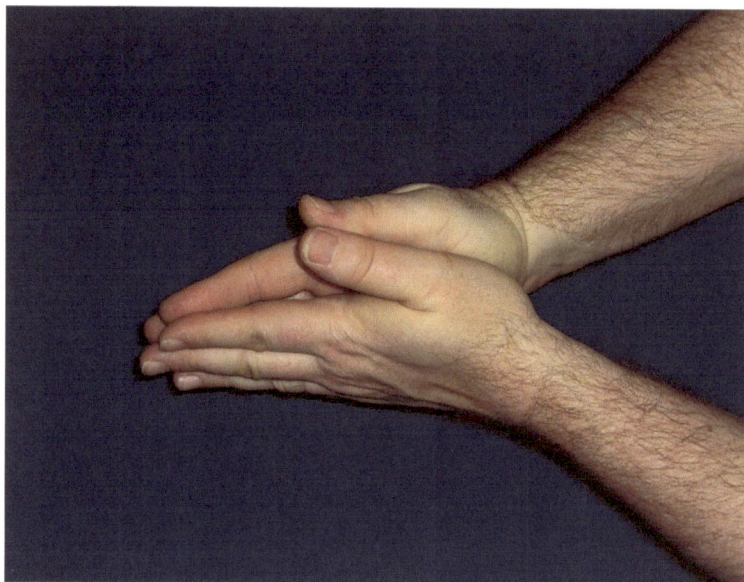

Bild 1

Spreizen Sie die Finger beider Hände soweit es geht auseinander. Die Finger bleiben dabei an den Finger-kuppen fest aneinander gepresst (Bild 2).

➔

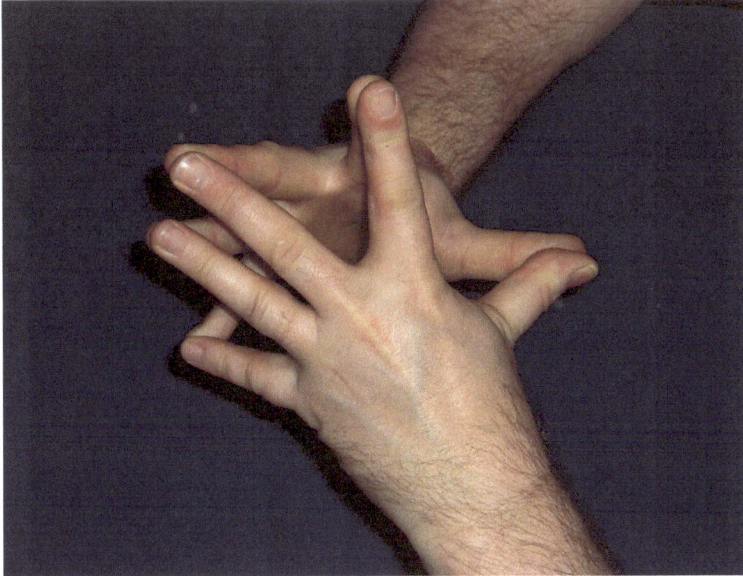

Bild 2

Spreizen Sie die Finger beider Hände maximal auseinander! Die Handinnenflächen werden sich voneinander entfernen.

Versuchen Sie, den Abstand zwischen den Handinnenflächen zu verkürzen und trotzdem die Fingerspreizung zu erhalten. Drücken Sie die Handflächen flach gegeneinander (Bild 3).

→

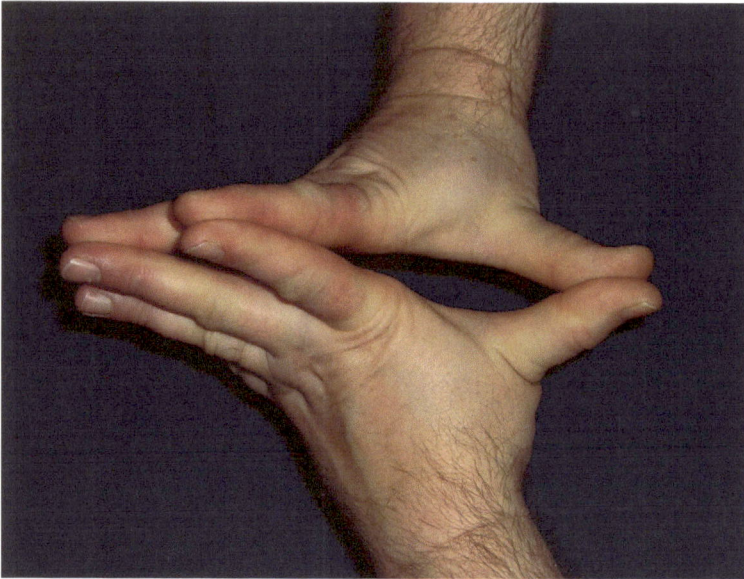

Bild 3

Wiederholen Sie die Übung fünfmal.

ഇ

Übung 3 – der Strahlenkranz

DIESE ÜBUNG FÜHREN Sie am besten im Stehen durch. Lassen Sie die Hände völlig entspannt am Körper baumeln. Spreizen Sie die Finger für 10 bis 15 Sekunden mit voller Kraft (Bild 1).

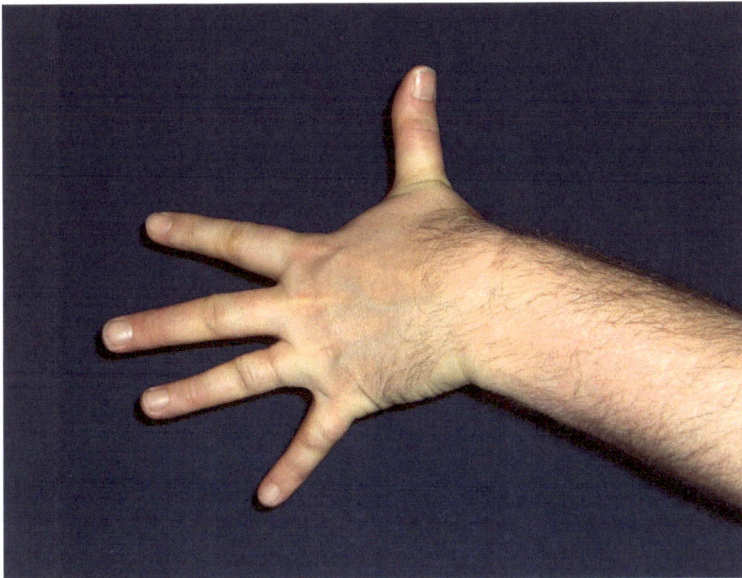

Bild 1

Wiederholen Sie die Übung fünfmal mit jeder Hand. „Schütteln" Sie nun zur Lockerung die Hände aus.

ℰᴑ

IV.   Dehnen

Übung 1 – der Schlag des Schmetterlings

STRECKEN SIE EINE Hand flach aus. Bringen Sie nun Zeigefinger und kleinen Finger in der inneren Handfläche zusammen (Bild 1).

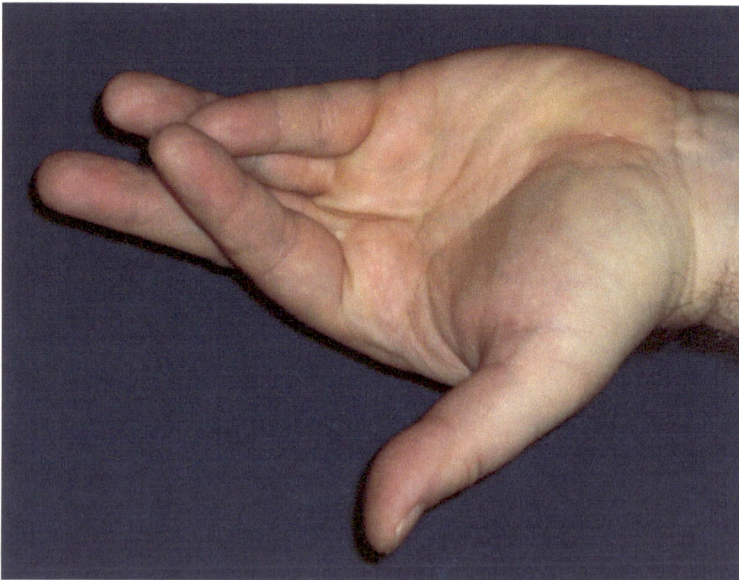

Bild 1

Danach bringen Sie Zeigefinger und kleinen Finger über dem Handrücken zusammen (Bild 2) und an-schließend erneut in ihre Ausgangslage zurück.

➔

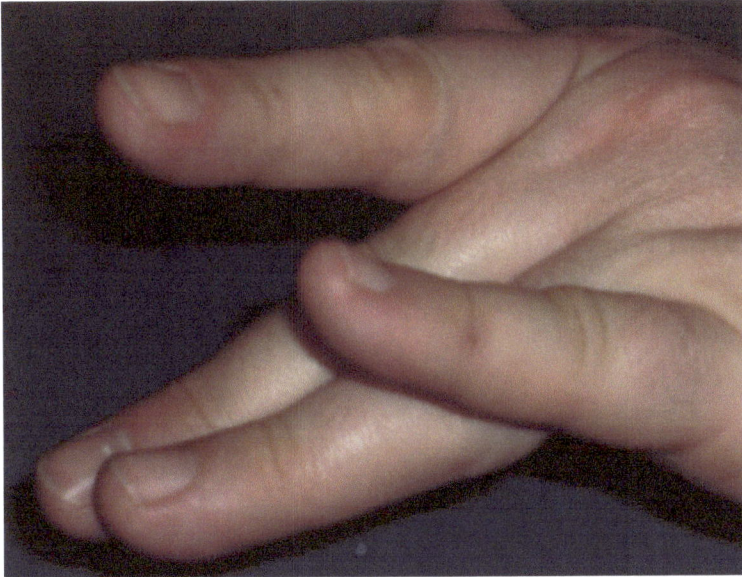

Bild 2

Wiederholen Sie die Übung zehnmal mit jeder Hand.

Diese Übung kräftigt besonders Muskeln, die von Handfertigkeitskünstlern extrem beansprucht werden.

ॐ

Übung 2 – das Pendel

LEGEN SIE BEIDE Hände mit ausgestreckten Fingern nebeneinander auf den Tisch.

Spreizen Sie den kleinen Finger der linken Hand und den Zeigefinger der rechten Hand so weit es geht ab (Bild 1). Die nichtabgespreizten Finger bleiben als Block zusammen!

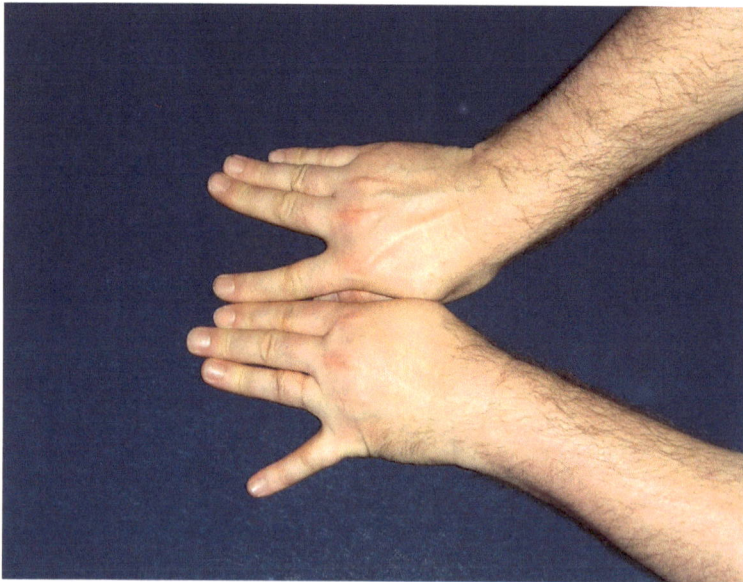

Bild 1

Bringen Sie die Finger in ihre Ausgangslage zurück. Spreizen Sie nun den kleinen Finger der rechten Hand und den Zeigefinger der linken Hand ab (Bild 2).

→

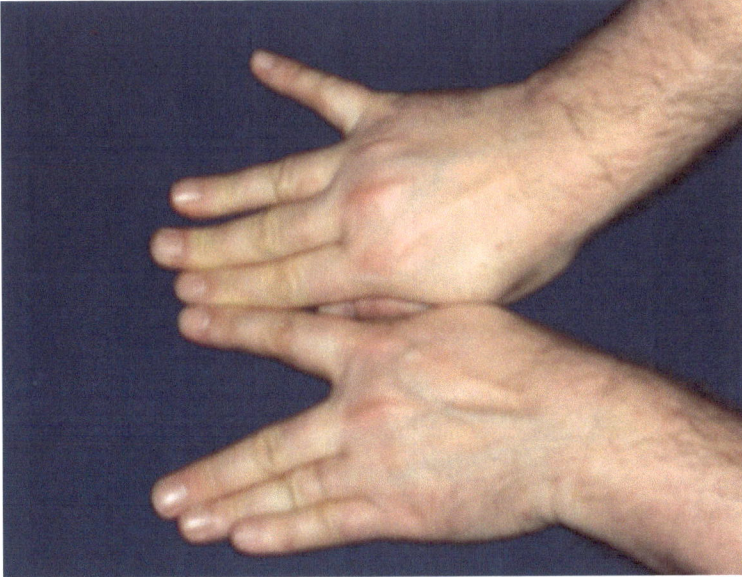

Bild 2

Bringen Sie die Finger in ihre Ausgangslage zurück. Wiederholen Sie die Übung fünfzehnmal.

ℬ

Übung 3 – die Trommel

LEGEN SIE BEIDE Fäuste hochkant mit dem hoch-gereckten Daumen auf den Tisch in die Nähe der Tischkante.

Nun wird mit beiden Händen gleichzeitig rhythmisch gegen die Tischkante geklopft. Zuerst mit den Fäusten, dann mit den Daumen (Bild 1).

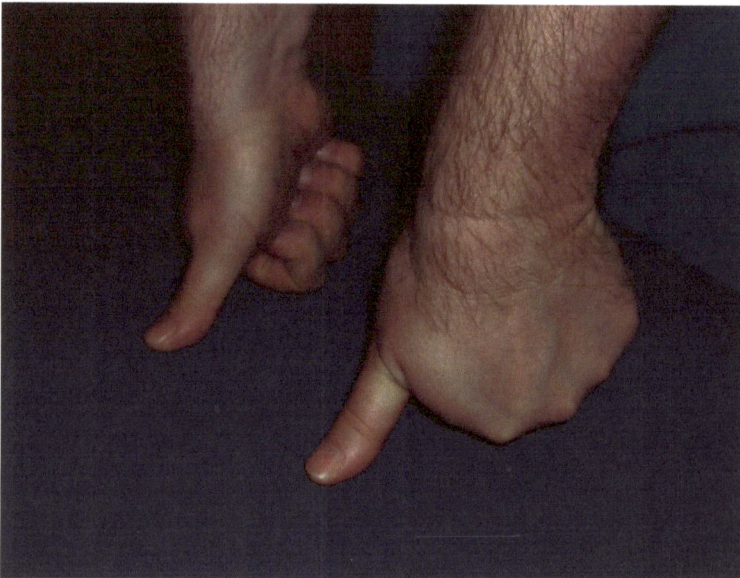

Bild 1

Danach mit den Zeigefingern, Mittelfingern, Ring-fingern, kleinen Fingern (Bild 2) und wieder von vorn.

➔

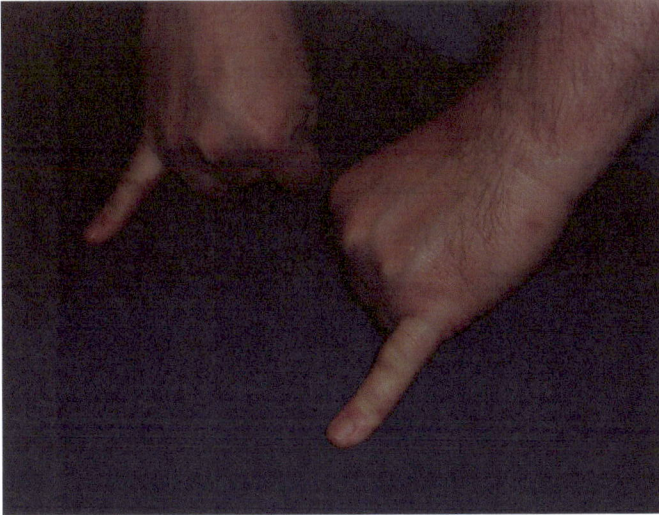

Bild 2

Allmählich steigert sich das Tempo. Die Abfolge und Anzahl der klopfenden Finger kann variiert werden (Bild 3).

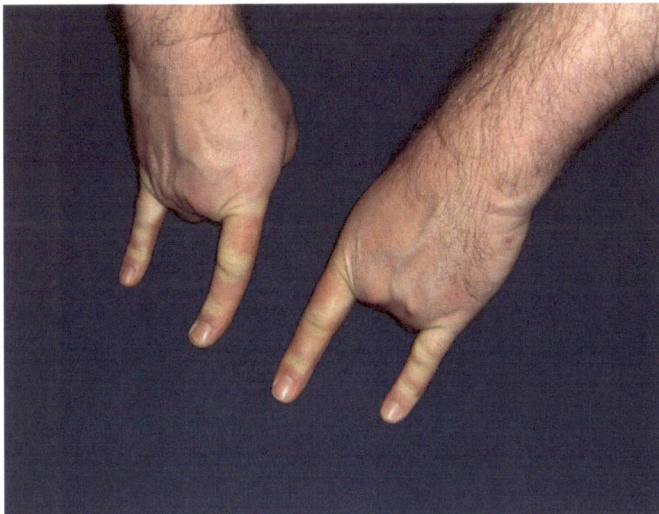

Bild 3

ଛଠ

Fingergymnastik

Geeignete gymnastische Übungen zum Training der Geschmeidigkeit und Geschicklichkeit von Fingern und Händen sind für Künstler, Musiker und Artisten, deren Hände und Finger extrem beansprucht werden, schwer zu finden.

Die Übungen werden ebenfalls gern von Computerarbeitern genutzt. Den ganzen Tag auf der Tastatur „herumzuklimpern", beansprucht die Finger sehr stark. Auch Senioren, Musiker, Kletterer und Gamer berichten, dass sie diese Übungen mit Erfolg durchführen.

Man kann sich aus den vier im Buch beschriebenen Übungskomplexen Erwärmung, Biegsamkeit, Dehnen und Strecken ein eigenes Trainingsprogramm zusammenstellen. Bei regelmäßigem Training wird man schnell feststellen, wie kräftig und beweglich die Finger werden.

Die tägliche Anwendung der Fingergymnastik lässt die Ermüdung der Finger schnell verschwinden.

Generell sind die Übungen für Personen gedacht, die über Probleme mit der Geschmeidigkeit ihrer Finger klagen.

Deutsch, 44 farbige Seiten, 29 Farbfotos

www.ingramcontent.com/pod-product-compliance
Lightning Source LLC
Chambersburg PA
CBHW040130270326
41928CB00001B/21